Swamini Gorakshnath Dumbare

# Farmacogenómica na medicina personalizada

Swamini Gorakshnath Dumbare

# Farmacogenómica na medicina personalizada

## O futuro da medicina: A genética e os cuidados personalizados

ScienciaScripts

Cover image: www.ingimage.com

This book is a translation from the original published under ISBN 978-620-8-32601-2.

Publisher:
Sciencia Scripts
is a trademark of
Dodo Books Indian Ocean Ltd. and OmniScriptum S.R.L publishing group

120 High Road, East Finchley, London, N2 9ED, United Kingdom
Str. Armeneasca 28/1, office 1, Chisinau MD-2012, Republic of Moldova, Europe
Managing Directors: Ieva Konstantinova, Victoria Ursu
info@omniscriptum.com

Printed at: see last page
**ISBN: 978-620-8-55925-0**

# Questões éticas na prática da farmácia

Os farmacêuticos têm de enfrentar estes desafios éticos ao mesmo tempo que prestam os melhores cuidados possíveis aos seus doentes. A ética farmacêutica é um sistema de princípios morais que afecta a forma como os farmacêuticos tomam decisões relacionadas com a prática farmacêutica.(1)

**Palavras-Chave:**
Ética Profissional; Farmacêutico; Prática Profissional; Atitude do Pessoal de Saúde

## Introdução:

A ética farmacêutica preocupa-se com o que é bom para os indivíduos e para a sociedade como um todo, e tem sido descrita como uma filosofia moral.(2) A ética farmacêutica engloba uma definição razoavelmente bem estabelecida por organizações profissionais nacionais e internacionais que a definiram, em grande medida, através de códigos de ética.(3) Um estudo de Chaar et al. concluiu que é de importância vital ter competências de raciocínio moral para equilibrar os valores pessoais com os princípios da ética profissional, de modo a poder tomar decisões éticas e razoáveis na prática da farmácia.(4) Muitos países têm diretrizes éticas bem estabelecidas, como o Reino Unido, a Austrália e os EUA, mas pouco se sabe sobre a ética em farmácia e o que os farmacêuticos consideram eticamente problemático no seu trabalho.(5) Um estudo de Cooper et.al, realizado no Reino Unido, observou que havia uma grande variação na capacidade dos farmacêuticos para identificar e descrever questões éticas.(6)

A prática da farmácia está intrinsecamente ligada a considerações éticas, que servem de base para garantir a segurança e a confiança dos doentes. À medida que os farmacêuticos enfrentam cenários cada vez mais complexos que envolvem cuidados aos doentes, gestão de medicamentos e conduta profissional, a integração dos princípios éticos torna-se fundamental.(7) Os desafios éticos na prática da farmácia incluem questões como a confidencialidade do doente, o consentimento informado e a gestão de conflitos de interesses.(8) A necessidade de equilibrar estas considerações, respeitando as normas legais e profissionais, realça a complexidade da tomada de decisões éticas neste domínio.(9)

Abordar estas questões éticas é vital não só para manter a integridade da profissão de farmacêutico, mas também para garantir que os cuidados aos doentes são conduzidos com o maior respeito e profissionalismo.(10) As repercussões de não abordar os dilemas éticos podem levar a uma perda de confiança do público e a resultados comprometidos para os doentes.(11) Este livro tem como objetivo fornecer uma exploração abrangente das questões éticas na prática da farmácia através de estudos de caso detalhados, quadros teóricos e orientações práticas. Ao integrar a investigação atual e as opiniões dos especialistas, ofereceremos aos leitores uma compreensão matizada de como lidar com dilemas éticos na sua prática profissional.(12

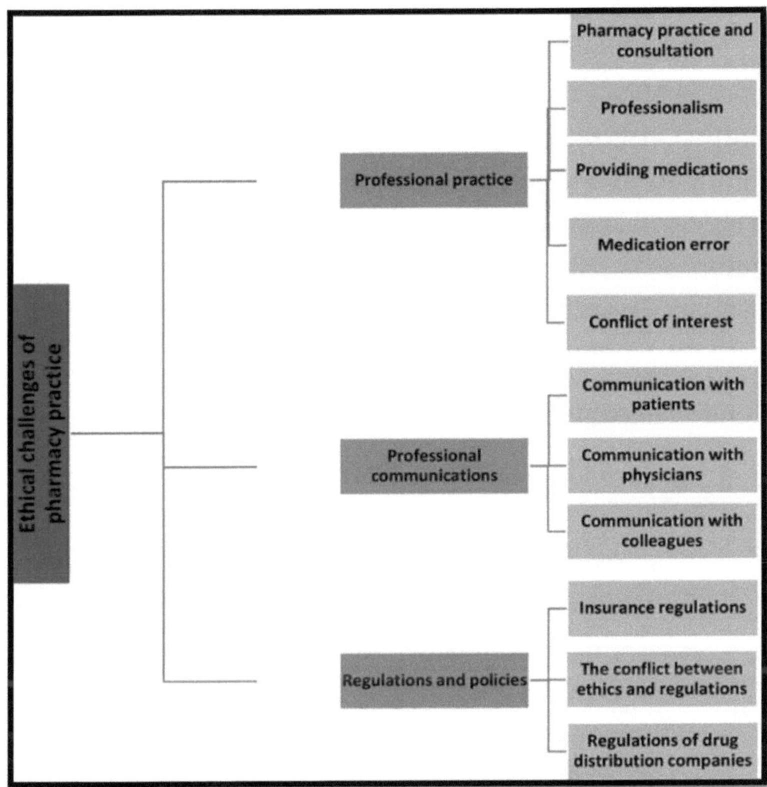


**Figura n.º 1 - Desafio ético da prática farmacêutica**

**Confidencialidade do paciente:**

A confidencialidade do doente é uma pedra angular da ética médica e da prática jurídica. Refere-se à obrigação dos profissionais de saúde de proteger a privacidade das informações dos doentes, assegurando que os dados pessoais e médicos só são partilhados com pessoas ou entidades autorizadas. Este princípio é fundamental para manter a confiança na relação doente-profissional e é essencial para garantir a integridade do sistema de saúde.

**Fundamentos legais e éticos**

1. **Quadro jurídico:** Várias leis e regulamentos obrigam a Proteção das informações dos doentes. Nos Estados Unidos, o Health Insurance Portability and Accountability Act (HIPAA) de 1996 é um ato legislativo fundamental que rege a privacidade e a segurança das informações de saúde. Ao abrigo da HIPAA, os prestadores de cuidados de saúde devem garantir que os dados dos doentes são mantidos confidenciais e seguros, e são obrigados a obter o consentimento antes de partilharem informações para fins que não o tratamento, o pagamento ou as operações de cuidados de saúde.(13)

2. **Considerações éticas:** O princípio da confidencialidade é também Consagrada na ética médica. O Código de Ética Médica da Associação Médica Americana (AMA) sublinha que a confidencialidade é crucial para a relação doente-profissional, promovendo uma comunicação aberta e honesta entre os doentes e

os prestadores de cuidados de saúde.(14) A quebra desta confiança pode dissuadir os indivíduos de procurar os cuidados médicos necessários ou de revelar informações sensíveis.

## Aplicação prática

1. **Confidencialidade na prática:** Os prestadores de cuidados de saúde devem Implementar procedimentos robustos para salvaguardar a informação dos doentes. Isto inclui a utilização de sistemas seguros de registos de saúde electrónicos, assegurando que as conversas sobre os cuidados dos doentes ocorrem em ambientes privados e restringindo o acesso aos dados dos doentes apenas a pessoal autorizado.

2. **Tratamento de violações:** Nos casos em que a confidencialidade é Comprometidos, os fornecedores devem tomar medidas imediatas para mitigar os danos. Isto inclui notificar as pessoas afectadas, avaliar o impacto da violação e implementar medidas corretivas para evitar ocorrências futuras.

## Equilíbrio entre a confidencialidade e outras preocupações

Embora a confidencialidade do doente seja crucial, há circunstâncias em que pode ser ultrapassada, como em casos de suspeita de abuso, dano iminente ou requisitos legais. Os prestadores de cuidados de saúde devem navegar cuidadosamente nestas situações, equilibrando a necessidade de proteger a privacidade do doente com o seu dever de comunicar ou atuar em questões críticas.

## Importância da confidencialidade do paciente

1. **Criação de confiança:**
   Garantir a confidencialidade ajuda a criar confiança entre os doentes e os prestadores de cuidados de saúde. Quando os doentes se sentem confiantes de que as suas informações estão protegidas, é mais provável que partilhem informações exactas e completas, o que é crucial para um tratamento eficaz.

2. **Obrigações legais:**
   Os farmacêuticos são obrigados a cumprir várias leis e regulamentos, como a Lei de Portabilidade e Responsabilidade dos Seguros de Saúde (HIPPA) nos EUA, que exige a proteção das informações dos doentes.

3. **Ética profissional:**
   O Código de Ética da Associação Americana de Farmacêuticos (APhA) sublinha a importância de respeitar a confidencialidade dos doentes como parte da conduta profissional.

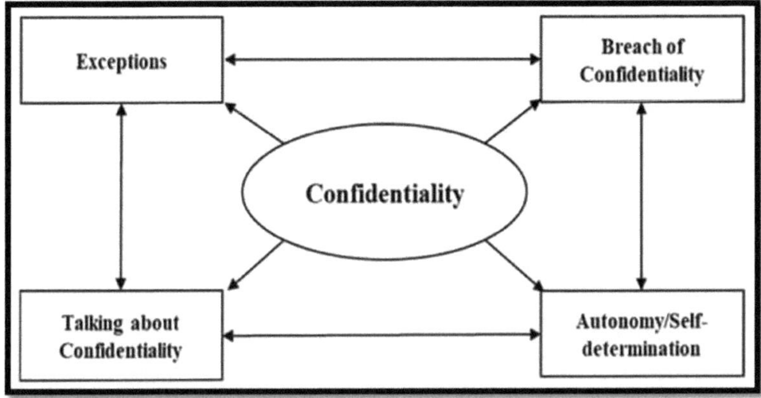


**Figura nº 2 - Confidencialidade nas relações terapêuticas**

## Consentimento informado

O consentimento informado é uma pedra angular da prática ética em farmácia, garantindo que os doentes estão plenamente conscientes e concordam com os seus planos de tratamento. Eis uma visão geral de como o consentimento informado está integrado nas questões éticas da prática farmacêutica:

### 1. Definição e importância

Consentimento informado: É o processo através do qual os doentes recebem informação adequada sobre as suas opções de tratamento, incluindo os benefícios, riscos e alternativas, permitindo-lhes tomar uma decisão autónoma sobre os seus cuidados de saúde.

Significado ético: Respeita a autonomia do doente e garante-lhe o direito de fazer escolhas informadas relativamente ao seu tratamento.

### 2. Componentes principais

Divulgação de informações: Os farmacêuticos devem fornecer aos doentes informações completas sobre os seus medicamentos, incluindo a sua finalidade, potenciais efeitos secundários, interações e tratamentos alternativos.

Compreensão: Os farmacêuticos devem avaliar se os doentes compreendem a informação fornecida. Isto pode implicar fazer perguntas ou utilizar materiais didácticos para garantir a compreensão.

Voluntariedade: O consentimento deve ser dado livremente, sem coação ou pressão indevida.

**3. O papel do farmacêutico**

Comunicação: As competências de comunicação eficazes são cruciais para explicar informações médicas complexas de uma forma compreensível para os doentes.

Documentação: A documentação adequada do processo de consentimento ajuda na proteção jurídica e fornece um registo de que o doente foi informado e concordou com o tratamento.

**4. Desafios e dilemas éticos**

Barreiras culturais e linguísticas: É essencial abordar os potenciais mal-entendidos devidos a diferenças culturais ou barreiras linguísticas.

Capacidade de consentimento: São necessárias considerações especiais para os doentes que possam não ter capacidade para dar o seu consentimento, como os menores ou os indivíduos com deficiências cognitivas.

Equilíbrio entre Autonomia e Julgamento Profissional: Ao mesmo tempo que respeitam a autonomia do doente, os farmacêuticos devem também ter em conta o seu julgamento profissional e a sua experiência ao recomendarem tratamentos adequados.

## 5. Aspectos legais e regulamentares

Regulamentos: As leis e diretrizes a nível nacional e regional definem os requisitos para o consentimento informado. Estes regulamentos ajudam a garantir que os doentes são corretamente informados e que o seu consentimento é obtido em conformidade com a lei.

Diretrizes profissionais: As organizações farmacêuticas e os conselhos de ética fornecem diretrizes sobre as melhores práticas para obter e documentar o consentimento informado.

## 6. Direção futura

Avanços tecnológicos: O aumento da telefarmácia e dos registos de saúde electrónicos introduz novas considerações para a obtenção e gestão do consentimento informado.

Práticas em evolução: A investigação e os desenvolvimentos em curso na prática farmacêutica continuam a aperfeiçoar e a melhorar os métodos utilizados para obter o consentimento informado.(15)

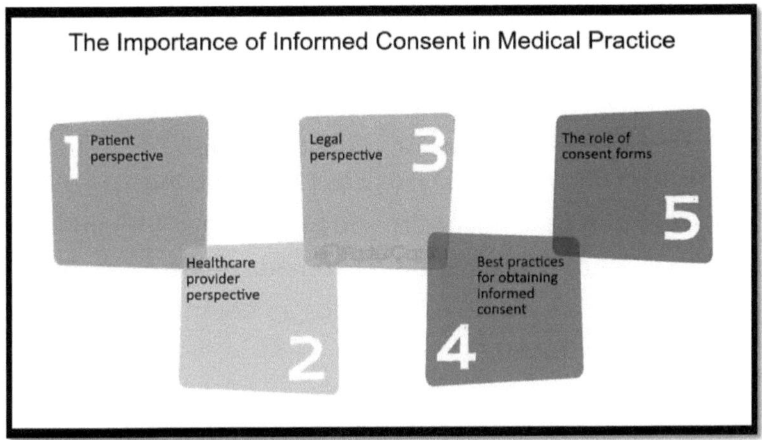


**Fig.No.3- A importância do consentimento informado na prática médica**

## Conflito de interesses

O conflito de interesses (COI) é uma preocupação ética significativa na prática da farmácia. Ocorre quando os interesses pessoais, financeiros ou profissionais influenciam potencialmente o julgamento e a tomada de decisões de um farmacêutico, afectando os cuidados ao doente e a integridade profissional.(16)

### Informações pormenorizadas sobre o conflito de interesses

#### 1. Definição e natureza

Conflito de interesses (COI): Uma situação em que interesses pessoais ou externos podem comprometer os deveres e responsabilidades profissionais de um farmacêutico. Isto pode ocorrer de várias formas:

Conflitos financeiros: Receber incentivos ou benefícios financeiros de empresas farmacêuticas, fabricantes de dispositivos médicos ou outras entidades que possam influenciar as práticas de prescrição ou recomendação.

Relações pessoais: Relações estreitas com doentes ou representantes do sector que possam influenciar as decisões profissionais.

Papéis profissionais: Desempenhar múltiplos papéis profissionais que podem levar a lealdades divididas ou conflitos de julgamento.(17)

## 2. Impacto na prática farmacêutica

Cuidados com os doentes: Potencialmente comprometendo a qualidade dos cuidados prestados, uma vez que as decisões podem ser influenciadas por interesses externos em vez de se basearem apenas nas necessidades dos doentes.

Confiança e credibilidade: O enfraquecimento da confiança do paciente e da credibilidade do farmacêutico ou da farmácia como conflitos pode levar os pacientes a questionar a imparcialidade dos conselhos e recomendações dados.

Integridade ética: Desafiar a adesão a padrões éticos que exigem justiça, objetividade e transparência nos cuidados aos doentes.

## 3. Gerir os conflitos de interesses

Divulgação: Os farmacêuticos devem revelar quaisquer potenciais conflitos de interesses aos doentes, empregadores e organismos relevantes para manter a transparência.

Evitar e gerir: Desenvolvimento de estratégias para evitar ou gerir conflitos, tais como a recusa de tomar decisões em que exista um conflito, o estabelecimento de políticas claras dentro das organizações e a procura de orientação dos comités de ética.

Educação e formação: Fornecer formação contínua aos farmacêuticos sobre o reconhecimento e a gestão de conflitos de interesses.

## 4. Orientações regulamentares e institucionais

Requisitos legais: Vários regulamentos exigem a divulgação de interesses e relações financeiras que possam influenciar o comportamento profissional. Por exemplo:

Normas da prática farmacêutica: Os organismos reguladores têm frequentemente diretrizes específicas para a divulgação de relações financeiras e a gestão de conflitos.

Leis federais e estaduais: Os regulamentos podem variar consoante a região, mas geralmente exigem transparência relativamente às interações financeiras com empresas farmacêuticas.

Códigos de conduta profissional: As organizações farmacêuticas, como a American Pharmacists Association (APhA) e a International Pharmaceutical Federation (FIP), oferecem diretrizes éticas que abordam os CdI. Por exemplo:

Código de Ética da APhA: Sublinha a necessidade de os farmacêuticos manterem a integridade profissional e evitarem conflitos que possam prejudicar o seu discernimento.

## 5. Estudos de casos e exemplos

Cenários práticos: Análise de casos reais em que os conflitos de interesses afectaram a prática da farmácia, salientando a importância da tomada de decisões éticas e da transparência.(18)

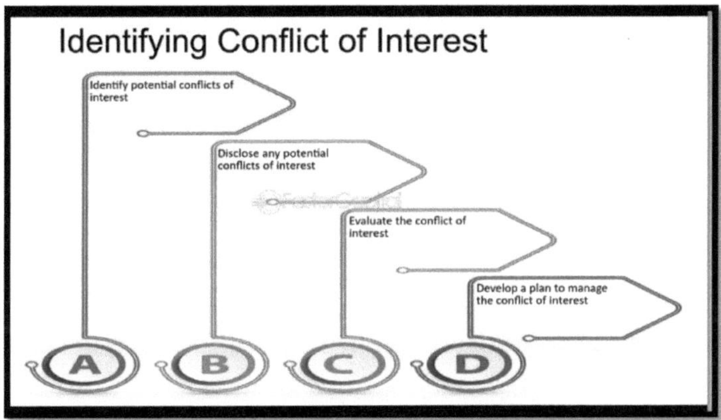


**Figura n.º 4 - Identificação do conflito de interesses**

## Segurança e eficácia dos medicamentos

A segurança e a eficácia dos medicamentos são componentes essenciais da prática farmacêutica ética, garantindo que os medicamentos são eficazes e seguros para os doentes. A abordagem destes aspectos implica uma avaliação rigorosa, regulamentação e monitorização contínua para proteger a saúde dos doentes e garantir resultados terapêuticos óptimos.

**Informações pormenorizadas sobre a segurança e a eficácia do medicamento**

**1. Segurança dos medicamentos**

Definição:

A segurança dos medicamentos refere-se à monitorização e gestão dos efeitos adversos e dos riscos associados aos medicamentos. Trata-se de garantir que os medicamentos não causam danos quando utilizados como previsto.

Reacções adversas a medicamentos (RAM):

Identificar, notificar e gerir os efeitos indesejados e nocivos dos medicamentos. Os farmacêuticos desempenham um papel fundamental na deteção e comunicação de RAM para ajudar a melhorar os perfis de segurança.

Gestão de riscos:

Implementação de estratégias para minimizar os riscos, tais como:

Rotulagem e advertências:

Fornecer uma rotulagem clara e exacta nas embalagens dos medicamentos para informar os doentes e os prestadores de cuidados de saúde dos riscos potenciais.

Educação dos doentes:

Educar os doentes sobre os potenciais efeitos secundários e a importância da adesão às terapêuticas prescritas.(19)

## 2. Eficácia do medicamento

Definição

A eficácia dos medicamentos refere-se à capacidade de um medicamento produzir o efeito terapêutico desejado nos doentes. Trata-se de demonstrar que um medicamento funciona como pretendido.

Ensaios clínicos:

O processo de testar a eficácia de um medicamento envolve:

Fases dos ensaios:

Realização de ensaios clínicos em fases (I-IV) para avaliar a segurança, a eficácia e a relação benefício-risco global.

Prática baseada em evidências:

Utilizar os resultados dos ensaios clínicos e da investigação em curso para orientar as decisões terapêuticas e as diretrizes práticas.

## 3. Quadro regulamentar

Processo de aprovação:

Os medicamentos devem ser submetidos a uma avaliação rigorosa por parte dos organismos reguladores (por exemplo, a Food and Drug Administration [FDA] dos EUA, a Agência Europeia de Medicamentos [EMA]) antes de serem aprovados para utilização pública. Este processo inclui:

Estudos pré-clínicos:

Testes laboratoriais e em animais para avaliar a segurança e a eficácia iniciais.

Ensaios clínicos

Ensaios em humanos para avaliar melhor a segurança, a eficácia e a dosagem óptima.

Vigilância pós-comercialização:

Monitorização contínua após a aprovação do medicamento para identificar quaisquer efeitos adversos a longo prazo ou raros.

Orientações regulamentares:

Assegurar o cumprimento de normas e regulamentos para salvaguardar a saúde pública. Os exemplos incluem:

Boas Práticas Clínicas (BPC

Normas para a conceção, realização e comunicação de ensaios clínicos.

Estratégias de Avaliação e Mitigação dos Riscos (REMS):

Programas concebidos para gerir riscos específicos associados a determinados medicamentos.

## 4. Papel do farmacêutico

Monitorização dos doentes:

Monitorizar regularmente os doentes quanto à eficácia e aos efeitos secundários dos medicamentos. Ajustar a terapia com base na resposta do paciente e nos efeitos adversos.

Aconselhamento e educação:

Fornecer aos doentes informações sobre os seus medicamentos, incluindo potenciais efeitos secundários, utilização correta e interações com outros medicamentos.

Relatórios:

Participar na comunicação de reacções adversas a medicamentos e de problemas de segurança às autoridades competentes, a fim de contribuir para a avaliação contínua da segurança dos medicamentos.

## 5. Considerações éticas

Consentimento informado:

Garantir que os doentes estão plenamente informados sobre os benefícios e os riscos dos seus medicamentos, o que é crucial para uma prática ética.

Transparência:

Manter a transparência sobre os dados de eficácia e segurança dos medicamentos, incluindo potenciais limitações ou incertezas.

Conflito de interesses:

Evitar conflitos de interesses que possam comprometer a objetividade na avaliação e recomendação de medicamentos.(20)

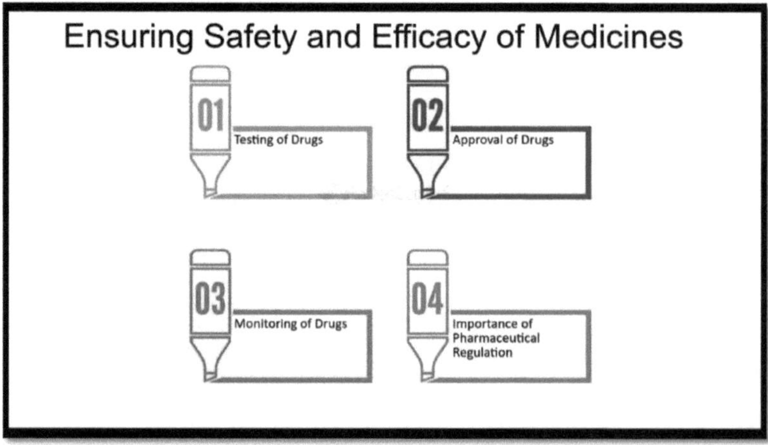


**Figura No.5- Garantir a segurança e a eficácia dos medicamentos**

## Acesso a medicamentos

O acesso aos medicamentos é uma questão multifacetada no domínio dos cuidados de saúde que envolve vários aspectos críticos. Refere-se à capacidade de os indivíduos obterem os medicamentos necessários de forma atempada, económica e equitativa. Eis um resumo pormenorizado:

### 1. Definição e importância

Definição: O acesso aos medicamentos implica a disponibilidade, a acessibilidade económica e a utilização adequada dos medicamentos necessários para o tratamento e a gestão eficazes das condições de saúde.

Importância: Assegura que os doentes possam receber os medicamentos necessários para gerir eficazmente as suas condições de saúde, o que é essencial para melhorar os resultados de saúde e a qualidade de vida.(21)

### 2. Dimensões do acesso

#### Equidade e justiça

Equidade: Assegura que todos os indivíduos, independentemente do seu estatuto socioeconómico, raça, género ou localização, têm igual acesso aos medicamentos. Isto inclui abordar disparidades que possam afetar populações marginalizadas ou mal servidas.

Equidade: Implica proporcionar acesso sem discriminação e garantir que os recursos são atribuídos de forma a dar prioridade aos mais necessitados.

**Acessibilidade**

Barreiras de custos: Os preços elevados dos medicamentos podem impedir os doentes de obterem os medicamentos necessários. As barreiras incluem:

Custos diretos: Despesas diretas que os doentes têm de pagar e que podem ser proibitivas para alguns.

Cobertura do seguro: A extensão da cobertura fornecida pelos planos de seguro, que pode afetar o facto de os doentes poderem pagar os seus medicamentos.

Programas de assistência: Vários programas e políticas têm como objetivo reduzir os custos, tais como:

Programas de assistência aos doentes (PAP): Oferecidos por empresas farmacêuticas para fornecer medicamentos a custo reduzido ou gratuitamente a pacientes elegíveis.

Medicamentos genéricos: Alternativas mais económicas aos medicamentos de marca que podem melhorar o acesso.

**Disponibilidade**

Acesso geográfico: Assegura que os medicamentos estão disponíveis em vários locais, incluindo zonas rurais e remotas. Os desafios incluem:

Localização da farmácia: O acesso às farmácias e aos serviços de saúde pode ser limitado nas zonas mal servidas.

Redes de distribuição: Assegurar que os medicamentos são distribuídos eficazmente para chegar a todas as regiões.

Escassez de medicamentos: Gerir e resolver a escassez de medicamentos para garantir um fornecimento contínuo de medicamentos essenciais.(22)

**Considerações de carácter regulamentar e político**

Legislação: Leis e regulamentos que afectam o acesso a medicamentos, tais como:

Processos de aprovação de medicamentos: Garantir que os medicamentos são seguros e eficazes antes de chegarem ao mercado.

Regulamentação dos preços: Políticas que regulam os preços dos medicamentos para os tornar mais acessíveis.

Seguros e reembolsos: Políticas que determinam como os medicamentos são cobertos e reembolsados, afectando o acesso dos doentes.

## 3. Desafios e barreiras

Barreiras económicas: Os custos elevados dos medicamentos e a falta de cobertura de seguro podem limitar o acesso.

Barreiras geográficas: Disponibilidade limitada de farmácias e serviços de saúde em zonas rurais ou mal servidas.

Barreiras regulamentares: Restrições e processos burocráticos que podem atrasar ou limitar o acesso a determinados medicamentos.

**4. Considerações éticas**

Justiça e equidade: Responsabilidade ética de defender um acesso justo e de abordar as disparidades na disponibilidade e acessibilidade dos medicamentos.

Defesa dos doentes: Os farmacêuticos e os prestadores de cuidados de saúde desempenham um papel crucial no apoio aos doentes para ultrapassarem os obstáculos ao acesso aos medicamentos.

**5. Estratégias para melhorar o acesso**

Defesa de políticas: Apoiar e defender políticas que melhorem o acesso a medicamentos.

Programas educativos: Fornecer educação sobre os recursos disponíveis, programas de assistência e a importância da adesão à medicação.

Melhorar a distribuição: Melhorar as redes de distribuição para garantir que os medicamentos estejam disponíveis em todas as regiões.(23)

## Integridade profissional

A integridade profissional na prática da farmácia é crucial para manter a confiança, assegurar um comportamento ético e prestar cuidados de elevada qualidade. Engloba a adesão a princípios éticos, honestidade, transparência e responsabilidade em todos os aspectos da conduta profissional. Aqui está uma visão geral detalhada da integridade profissional no contexto da prática farmacêutica:

### 1. Definição e importância

Definição: A integridade profissional refere-se à adesão a princípios e normas éticas na prática da farmácia. Implica honestidade, transparência e coerência nas acções e decisões.(24)

Importância: O respeito pela integridade profissional é vital para manter a confiança dos doentes, dos colegas e do público, garantindo que os farmacêuticos actuam no melhor interesse dos doentes e da profissão.

### 2. Princípios fundamentais de integridade profissional

Honestidade: Fornecer informações verdadeiras aos doentes, colegas e outras partes interessadas. Isto inclui uma representação exacta das suas qualificações, capacidades e efeitos dos medicamentos.

Confidencialidade: Proteger as informações dos doentes e garantir que estas são partilhadas apenas com indivíduos autorizados ou conforme exigido por lei.

Responsabilidade: Assumir a responsabilidade pelas próprias acções e decisões, incluindo o reconhecimento e a correção de erros.

Transparência: Ser aberto em relação a potenciais conflitos de interesse, erros e limitações dos conhecimentos especializados.(25)

## 3. Desafios e dilemas éticos

Conflitos de interesses: Gerir situações em que os interesses pessoais ou financeiros podem comprometer o julgamento profissional. Por exemplo, o facto de receber incentivos de empresas farmacêuticas pode influenciar as práticas de prescrição.

Divulgação de erros: Abordar e divulgar erros ou reacções adversas a medicamentos, o que é essencial para a segurança dos doentes e para manter a confiança.

Limites profissionais: Manter relações adequadas com os doentes e evitar comportamentos que possam ser considerados exploradores ou pouco profissionais.

## 4. Normas regulamentares e profissionais

Códigos de ética: As organizações profissionais, como a Associação Americana de Farmacêuticos (APhA), fornecem códigos de ética que definem as normas para manter a integridade profissional. Estes códigos orientam os farmacêuticos na sua prática e na tomada de decisões.

Código de Ética da APhA: Enfatiza princípios como o respeito pela autonomia do paciente, integridade e profissionalismo nas interações com pacientes e colegas.

Quadros legais e regulamentares: Conformidade com as leis e regulamentos que regem a prática farmacêutica, incluindo requisitos de comunicação de erros e efeitos adversos.(26)

## 5. Estratégias para manter a integridade profissional

Educação e formação: Formação contínua sobre normas éticas, requisitos legais e melhores práticas para reforçar a integridade na conduta profissional.

Comités de ética: Utilizar comités de ética e conselhos consultivos para resolver dilemas éticos complexos e garantir a adesão a normas profissionais.

Avaliação pelos pares e feedback: Envolver-se em processos de avaliação pelos pares e procurar obter feedback para identificar áreas a melhorar e manter elevados padrões éticos.

## 6. Estudos de casos e exemplos práticos

Cenários do mundo real: Análise de estudos de casos em que surgiram questões de integridade profissional, tais como casos que envolvem conflitos de interesses, violações de confidencialidade ou erros de medicação.(27)

## Privacidade e segurança dos dados

No domínio da prática farmacêutica, a privacidade e a segurança dos dados são considerações éticas essenciais porque afectam diretamente a forma como os farmacêuticos lidam com a informação sensível dos doentes. Estes conceitos asseguram que os dados dos doentes estão protegidos contra o acesso, utilização ou divulgação não autorizados, o que é crucial para manter a confiança e cumprir os requisitos legais.(28)

**A privacidade dos dados** refere-se ao direito dos indivíduos de controlarem as suas informações pessoais e de as manterem confidenciais. Na prática farmacêutica, isto significa que os dados dos doentes, incluindo o historial clínico, os registos de medicação e os identificadores pessoais, devem ser tratados com a máxima confidencialidade. Os farmacêuticos devem garantir que todas as informações pessoais de saúde recolhidas, armazenadas ou transmitidas estão protegidas contra o acesso não autorizado ou a utilização indevida.

**A segurança dos dados** envolve a implementação de medidas para proteger as informações dos doentes contra ameaças como a pirataria informática, a violação de dados e a perda acidental. Inclui salvaguardas técnicas como a encriptação, controlos de acesso seguros e actualizações regulares do sistema, bem como medidas organizacionais como a formação dos funcionários e políticas rigorosas de tratamento de dados.(29)

**Pontos-chave em considerações éticas:**

1. **Obrigações de confidencialidade** : Os farmacêuticos devem manter a confidencialidade das informações dos doentes, partilhando-as apenas com indivíduos ou entidades autorizadas, conforme necessário para os cuidados dos doentes.

2. **Conformidade regulamentar**: A adesão a regulamentos como o Health Insurance Portability and Accountability Act (HIPAA) nos EUA é obrigatória. Estes regulamentos estabelecem normas para a proteção das informações de saúde e orientam as farmácias na manutenção da privacidade e segurança dos dados.

3. **Gestão de violações de dados**: os farmacêuticos devem dispor de protocolos para gerir as violações de dados, incluindo a notificação dos doentes afectados e a tomada de medidas para prevenir futuros incidentes.

4. **Utilização ética da tecnologia**: Com a utilização crescente dos registos de saúde electrónicos (RSE) e de outras ferramentas digitais, os farmacêuticos têm de garantir que estas tecnologias são implementadas e utilizadas de forma a salvaguardar a informação dos doentes.(30)

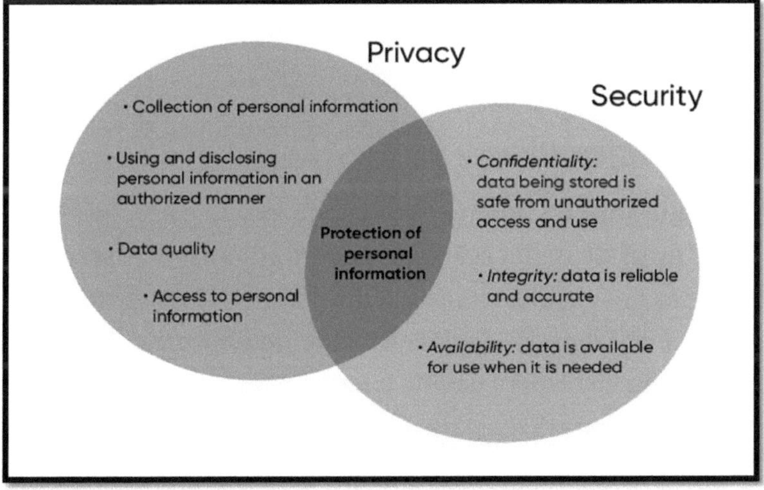


**Figura n.º 6 - Privacidade e segurança da informação**

## Exatidão e fiabilidade

### 1. Exatidão

**Definição**: A exatidão na prática farmacêutica refere-se à execução correta e precisa de tarefas relacionadas com a distribuição de medicamentos e os cuidados aos doentes. Isto inclui a interpretação correta das receitas, a seleção dos medicamentos adequados e o fornecimento da dosagem e das instruções de administração corretas.(31)

**Implicações éticas :**

**Segurança do doente**: A dispensa exacta é essencial para evitar erros de medicação que podem conduzir a reacções adversas aos medicamentos, a um tratamento ineficaz ou a danos. Por exemplo, a administração de uma dose ou medicação incorrecta devido a uma imprecisão pode ter consequências graves para a saúde.

**Responsabilidade profissional**: Os farmacêuticos têm o dever ético de assegurar que todos os aspectos do manuseamento de medicamentos cumprem as normas estabelecidas. As inexactidões podem minar a confiança dos doentes e conduzir a repercussões legais e profissionais.

**Normas regulamentares**: O cumprimento das diretrizes e normas regulamentares, tais como as definidas pela

Farmacopeia dos EUA (USP) ou pela Associação Nacional de Conselhos de Farmácia (NABP), é crucial para manter a precisão.

## 2. Fiabilidade

**Definição** : A fiabilidade na prática farmacêutica refere-se à aplicação coerente de procedimentos, protocolos e normas. As práticas fiáveis envolvem um desempenho fiável na distribuição de medicamentos, na manutenção de registos e na adesão a protocolos de segurança.

**Implicações éticas :**

**Consistência dos cuidados** : As práticas fiáveis garantem que todos os doentes recebem cuidados uniformes e de elevada qualidade. As inconsistências podem levar a variações nos resultados dos pacientes e potencialmente prejudicar a qualidade dos cuidados prestados.

**Confiança e integridade profissional** : A fiabilidade é essencial para manter a confiança dos doentes e garantir que os serviços farmacêuticos cumprem as normas éticas e profissionais. Práticas pouco fiáveis podem levar a quebras de confidencialidade, erros na gestão da medicação e comprometimento da segurança dos doentes.

**Adesão às melhores práticas** : Uma prática farmacêutica fiável implica o cumprimento de diretrizes e protocolos estabelecidos, tais como os delineados pelo Institute for Safe Medication Practices (ISMP) e outras organizações relevantes.(32)

## Conclusão

A precisão e a fiabilidade são fundamentais para uma prática farmacêutica ética. Assegurar uma gestão precisa e consistente da medicação não só evita danos, como também defende a confiança e a integridade da profissão. Ambos os aspectos são críticos na manutenção de elevados padrões de cuidados aos doentes e na adesão a diretrizes éticas e regulamentares.

## Questões regulamentares e de conformidade

### 1. Questões regulamentares

**Definição :** As questões regulamentares na prática da farmácia envolvem a adesão a leis, diretrizes e normas estabelecidas por organismos governamentais e profissionais. Estes regulamentos são concebidos para garantir a prática segura e eficaz da farmácia, proteger a saúde pública e manter os padrões profissionais.

**Principais regulamentos:**

**Drug Enforcement Administration (DEA) :** A DEA regula as substâncias controladas, assegurando que são prescritas, distribuídas e utilizadas de forma adequada. A conformidade inclui a manutenção de registos adequados, o armazenamento seguro e o cumprimento dos requisitos de prescrição.

**Administração de Alimentos e Medicamentos (FDA)** : A FDA supervisiona a aprovação e a regulamentação de medicamentos e garante que estes cumprem as normas de segurança e eficácia. Os farmacêuticos devem manter-se informados sobre as actualizações da FDA e garantir que os medicamentos dispensados cumprem os regulamentos da FDA.

**Conselhos Estaduais de Farmácia**: Os conselhos estaduais estabelecem e aplicam regulamentos específicos para a farmácia de cada estado prática. Estes incluem requisitos de licenciamento, formação contínua e normas de conduta profissional.(33)

**Implicações éticas :**

**Conformidade legal** : O cumprimento dos regulamentos é crucial para evitar repercussões legais e garantir a legalidade das operações da farmácia. As violações podem levar a coimas, suspensão da licença ou acusações criminais.

**Segurança dos doentes**: A conformidade regulamentar ajuda a salvaguardar a saúde dos doentes, garantindo que os medicamentos são prescritos, dispensados e utilizados de acordo com as normas de segurança estabelecidas.

## 2. Questões de conformidade

**Definição** : As questões de conformidade dizem respeito à adesão às políticas internas, às normas profissionais e aos regulamentos externos que regem a prática da farmácia. Isto inclui a garantia de que as práticas estão em conformidade com os requisitos legais e as normas éticas.

**Principais áreas de conformidade :**

**Manutenção de registos e documentação**: A documentação exacta e exaustiva é essencial para acompanhar a utilização de medicamentos, as interações com os doentes e a conformidade regulamentar. A não manutenção de registos adequados pode levar a problemas legais e éticos.

**Confidencialidade e privacidade :** A conformidade com a Lei de Portabilidade e Responsabilidade dos Seguros de Saúde (HIPAA) e outras leis de privacidade é fundamental para proteger as informações dos doentes. Os farmacêuticos devem garantir que os dados dos doentes são tratados de forma segura e confidencial.

**Garantia de qualidade**: A implementação de medidas de garantia de qualidade ajuda a assegurar que as práticas farmacêuticas cumprem elevados padrões de cuidados. Isto inclui auditorias regulares, adesão às melhores práticas e processos de melhoria contínua.

**Implicações éticas :**

**Integridade e responsabilidade**: O cumprimento das normas internas e externas reflecte a integridade da prática farmacêutica. O incumprimento pode conduzir a violações éticas, incluindo a utilização incorrecta de medicamentos, violações da privacidade e cuidados de saúde de qualidade inferior.

**Responsabilidade profissional:** Os farmacêuticos são eticamente obrigados a seguir as diretrizes estabelecidas e a melhorar continuamente a sua prática. O incumprimento pode minar a confiança na profissão e afetar a segurança dos doentes.(34)

## Conclusão

As questões regulamentares e de conformidade são fundamentais para uma prática farmacêutica ética. O cumprimento dos requisitos legais e das normas internas garante a prestação segura, eficaz e ética de cuidados farmacêuticos. Compreender e abordar estas questões ajuda os farmacêuticos a manter a integridade da sua profissão e a proteger o bem-estar dos doentes.

## Farmacogenómica

**A farmacogenómica** é o estudo da forma como a composição genética de um indivíduo afecta a sua resposta aos medicamentos. Combina a farmacologia (o estudo dos medicamentos) e a genómica (o estudo dos genes) para otimizar a terapia medicamentosa, adaptando os tratamentos aos perfis genéticos dos doentes para aumentar a eficácia e minimizar os efeitos adversos.

No contexto das questões éticas da prática farmacêutica, a farmacogenómica levanta várias considerações importantes:

1. **Privacidade e confidencialidade** : Os dados genéticos são sensíveis e pessoais. Existem preocupações éticas relativamente à proteção destes dados contra o acesso não autorizado e a utilização indevida. É fundamental assegurar uma proteção robusta da privacidade e um tratamento seguro da informação genética (Caulfield & McGuire, 2012).(35)

2. **Consentimento informado** : Os doentes devem ser plenamente informados sobre as implicações dos testes farmacogenómicos. Têm de compreender a forma como a informação genética será utilizada, os riscos e benefícios potenciais e quaisquer consequências

possíveis para o seu tratamento e privacidade pessoal (McGuire & Burke, 2008).(36)

3. **Discriminação genética**: Existe o risco de a informação genética poder levar à discriminação por parte de empregadores ou companhias de seguros. A prática ética implica garantir a existência de salvaguardas para evitar essa utilização indevida e proteger os direitos dos pacientes (Hudson et al., 2008).(37)

4. **Equidade de acesso:** O acesso aos testes farmacogenómicos e aos tratamentos personalizados pode ser desigual, potencialmente agravando as disparidades existentes nos cuidados de saúde. Abordar questões de acesso e garantir uma distribuição equitativa destes avanços é uma preocupação ética (Baker et al., 2017).(38)

5. **Utilização ética dos dados genéticos** : Existem preocupações quanto à utilização de dados genéticos para além do âmbito do consentimento inicial, por exemplo, para fins de investigação ou comerciais. As diretrizes éticas devem reger a forma como estes dados são utilizados para garantir a transparência e o respeito pela autonomia do paciente (McGuire & Gibbs, 2006).(39)

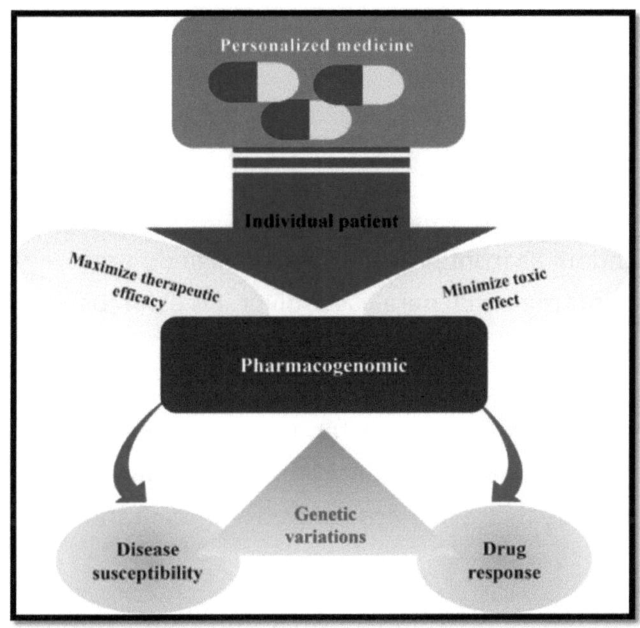


**Figura n.º 7 - Mecanismo da farmacogenómica**

## Saúde mundial e esforços humanitários

A saúde global refere-se a questões e preocupações de saúde que transcendem as fronteiras nacionais, exigindo uma colaboração internacional para as resolver. Os esforços humanitários centram-se na resposta a crises, tais como catástrofes naturais, conflitos armados e emergências sanitárias, com o objetivo de prestar auxílio imediato e apoiar a recuperação. Segue-se uma panorâmica dos principais aspectos da saúde mundial e dos esforços humanitários.

### Componentes principais

**1. Iniciativas globais no domínio da saúde:**

- Organizações como a Organização Mundial de Saúde (OMS) lideram iniciativas destinadas a enfrentar os desafios da saúde mundial, incluindo as doenças infecciosas, a saúde materna e infantil e as doenças não transmissíveis.(40)

**2. Quadro de Resposta Humanitária**:

- Os esforços humanitários seguem frequentemente as diretrizes do Comité Permanente Inter-Agências (IASC), que sublinham a importância da coordenação entre as agências, da definição de prioridades para as necessidades e da garantia da proteção das populações afectadas.(41)

**3. Acesso aos cuidados de saúde:**

- Os esforços no domínio da saúde a nível mundial têm por objetivo melhorar o acesso aos serviços de saúde essenciais, eliminando barreiras como a pobreza, a discriminação e a localização geográfica. Isto inclui iniciativas para a cobertura universal dos cuidados de saúde.(42)

**4. Segurança e preparação no domínio da saúde**

- O reforço dos sistemas de saúde para prevenir, detetar e responder a emergências sanitárias é crucial. Isto envolve vigilância, resposta a surtos e programas de vacinação.

- Os esforços humanitários e de saúde global bem sucedidos dependem frequentemente de parcerias entre governos, ONG, organizações do sector privado e comunidades.(43)

**5. colaboração e parceria**

O êxito dos esforços humanitários e de saúde a nível mundial depende frequentemente da parceria entre governos, ONG, organizações do sector privado e comunidades (44).

**6. Considerações éticas:**

- As questões éticas no domínio da saúde mundial incluem a equidade no acesso aos cuidados de saúde, o consentimento informado em matéria de investigação e tratamento e a obrigação moral de prestar ajuda em situações de crise.(45)

**7. Objectivos de Desenvolvimento Sustentável (ODS):**

- Os ODS, estabelecidos pelas Nações Unidas, fornecem um quadro para abordar as disparidades em matéria de saúde e promover o bem-estar a nível mundial até 2030, em especial o Objetivo 3: Assegurar uma vida saudável e promover o bem-estar para todos, em todas as idades.(46)

**8. Impacto das alterações climáticas:**

- As alterações climáticas afectam significativamente a saúde mundial, agravando questões como a segurança alimentar, o abastecimento de água e a prevalência de doenças transmitidas por vectores. A resolução dos problemas de saúde relacionados com o clima é uma prioridade crescente(47).

## Conclusão

Os esforços humanitários e de saúde global são essenciais para melhorar os resultados no domínio da saúde em todo o mundo. Exigem uma ação coordenada entre vários sectores, um compromisso com os princípios éticos e uma compreensão da interligação das questões de saúde.

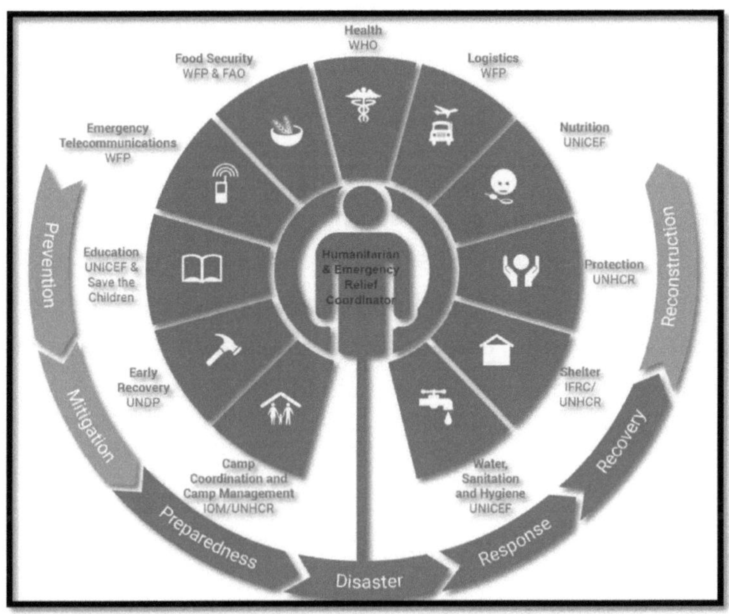


**Figura n.º 8 - Abordagem global de clusters**

## Tecnologia e informática

A integração da tecnologia e da informática na prática farmacêutica transformou a forma como os farmacêuticos prestam cuidados, gerem a informação e interagem com os doentes. No entanto, estes avanços também levantam várias questões éticas que devem ser cuidadosamente consideradas.

### Questões éticas fundamentais

**1. Privacidade e confidencialidade do paciente:**

- Com o aumento da utilização dos registos de saúde electrónicos (RSE) e das tecnologias de saúde digitais, a proteção das informações dos doentes é fundamental. As violações podem levar ao acesso não autorizado e à utilização indevida de dados sensíveis.(48)

**2. Consentimento informado e autonomia:**

- A utilização da tecnologia na gestão da medicação, como os sistemas de distribuição automática e a telefarmácia, levanta questões sobre a forma como o consentimento informado é obtido e se os doentes compreendem plenamente as suas opções de tratamento.(49)

**3. Exatidão e integridade dos dados:**

- Os farmacêuticos dependem da tecnologia para obter informações sobre os medicamentos, as receitas e o historial dos doentes. Surgem preocupações éticas se os dados forem inexactos ou manipulados, conduzindo a potenciais danos para os doentes.(50)

**4. Equidade no acesso à tecnologia:**

- As disparidades no acesso às tecnologias da saúde podem exacerbar as desigualdades nos cuidados de saúde. Os farmacêuticos devem estar conscientes destas disparidades e esforçar-se por garantir um acesso equitativo à tecnologia para todos os doentes.(51)

**5 . Responsabilidade profissional e responsabilização:**

- medida que a tecnologia evolui, os farmacêuticos devem manter as suas responsabilidades profissionais e garantir que estão a utilizar a tecnologia de forma adequada e ética. Isso inclui educação e treinamento contínuos em informática.(52)

**6. Inteligência artificial e tomada de decisões:**

- A utilização da IA na prática da farmácia, como a análise preditiva dos resultados dos doentes ou o apoio automatizado à decisão clínica, suscita preocupações éticas relativamente à parcialidade, à responsabilidade e ao potencial de erosão da relação farmacêutico-doente.(53)

**7. Telefarmácia e cuidados à distância:**

- A telefarmácia apresenta desafios éticos relacionados com a qualidade dos cuidados, a capacidade do farmacêutico para efetuar avaliações exaustivas à distância e garantir a segurança dos doentes.(54)

## Conclusão

A integração da tecnologia e da informática na prática da farmácia apresenta oportunidades e desafios éticos. A abordagem destas questões exige um empenhamento nos cuidados centrados no doente, na formação contínua e na adesão a princípios éticos.

## Prática farmacêutica e ética da saúde pública

A prática da farmácia intersecta-se significativamente com a saúde pública, levantando importantes considerações éticas. Os farmacêuticos desempenham um papel crucial na saúde pública através de actividades como programas de vacinação, rastreios de saúde e gestão de doenças crónicas. Estas responsabilidades introduzem desafios éticos únicos que devem ser abordados para equilibrar as necessidades individuais dos doentes com objectivos de saúde comunitários mais amplos.(55)

**Considerações éticas fundamentais:**

**1. Papel na saúde pública :**

**Responsabilidades** : Os farmacêuticos contribuem para a saúde pública, prestando cuidados preventivos, educando o público e participando em iniciativas no domínio da saúde. Surgem questões éticas para garantir que estas actividades sejam conduzidas de forma justa e eficaz.

**Exemplo**: Nos programas de vacinação, os farmacêuticos têm de lidar com questões de consentimento informado, autonomia do doente e acesso equitativo.

**2. Pandemias e crises sanitárias :**

**Desafios** : Durante as pandemias, os farmacêuticos enfrentam dilemas éticos relacionados com a afetação de recursos, a atribuição de prioridades aos cuidados e a gestão da saúde pública em relação às preocupações individuais dos doentes.

**Exemplo**: Durante a pandemia de COVID-19, os farmacêuticos tiveram de tomar decisões sobre a distribuição de vacinas e a atribuição de prioridades aos doentes, equilibrando as necessidades individuais com o objetivo de alcançar a imunidade de grupo.

**3. Disparidades na saúde :**

**Abordar as desigualdades** : Os farmacêuticos têm a obrigação ética de abordar as disparidades no domínio da saúde, prestando cuidados equitativos e defendendo as populações carenciadas.

**Exemplo**: Garantir que os serviços de vacinação e tratamento sejam acessíveis às comunidades marginalizadas (56).

**4. Defesa da saúde pública** :

**Influência nas políticas**: os farmacêuticos podem empenhar-se na defesa de políticas de saúde pública. As preocupações éticas incluem potenciais conflitos de interesses e a garantia de que os esforços de promoção são no melhor interesse da saúde pública.

**Exemplo**: Defesa de políticas para melhorar o acesso a medicamentos ou o financiamento de programas de saúde.

**5. Preparação para situações de emergência** :

**Preparação ética**: Os farmacêuticos devem estar preparados para lidar com questões éticas em situações de emergência, como a distribuição equitativa de medicamentos e a resposta a ameaças à saúde pública.

**Exemplo**: Atribuição de recursos escassos durante uma crise sanitária, mantendo a equidade e a transparência(57).

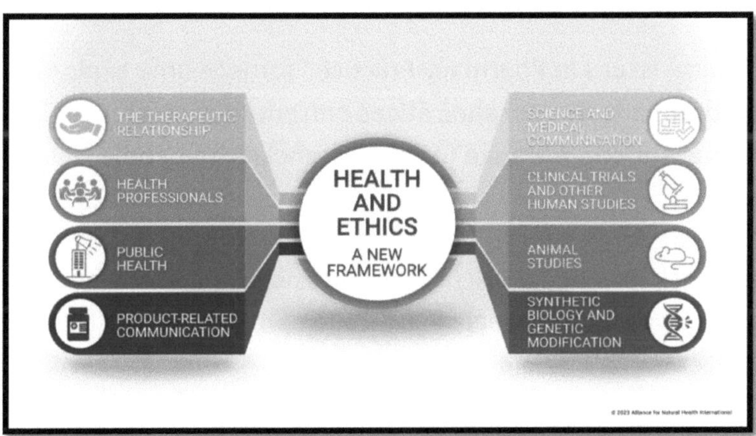


**Figura No.9- Saúde e Ética**

**Resumo**
"Ethical Issues in Pharmacy Practice" explora os vários dilemas morais enfrentados pelos farmacêuticos nas suas funções profissionais. O livro aborda tópicos como a confidencialidade do paciente, o consentimento informado, o dever do farmacêutico de cuidar e o impacto do marketing farmacêutico na prática. O livro enfatiza a importância das estruturas éticas na tomada de decisões e destaca estudos de caso que ilustram desafios do mundo real. No geral, serve como um guia para os farmacêuticos navegarem em situações éticas complexas, dando prioridade ao bem-estar do paciente e à integridade profissional.

"Ethical Issues in Pharmacy Practice" fornece uma exploração aprofundada dos desafios éticos enfrentados pelos farmacêuticos. Abrange tópicos essenciais, tais como:

1. Princípios éticos: Discute conceitos-chave como autonomia, beneficência e justiça, e como eles se aplicam à prática da farmácia.

2. Cuidados com o paciente : Salienta a importância da confidencialidade do paciente, o consentimento informado e o papel do farmacêutico na promoção da saúde e da segurança.

3. Conduta profissional: Examina questões relacionadas com conflitos de interesses, marketing farmacêutico e as responsabilidades dos farmacêuticos no sistema de saúde.

4. Estudos de casos : Oferece exemplos do mundo real que ilustram a complexidade da tomada de decisões éticas em vários cenários.

5. Considerações jurídicas: Destaca a relação entre as normas éticas e as obrigações legais em farmácia.

O livro serve como um guia crucial para os farmacêuticos, ajudando-os a navegar em dilemas éticos, mantendo ao mesmo tempo um compromisso com os cuidados ao paciente e a integridade profissional.

## Conclusão

Em conclusão, "Ethical Issues in Pharmacy Practice" sublinha o papel vital da ética na profissão farmacêutica. Equipa os farmacêuticos com as ferramentas para navegar em dilemas morais complexos, enfatizando a importância dos cuidados centrados no paciente, a integridade profissional e a adesão aos princípios éticos. Ao integrar quadros éticos nos seus processos de tomada de decisão, os farmacêuticos podem aumentar a confiança dos doentes e contribuir positivamente para o sistema de saúde. À medida que o panorama da farmácia continua a evoluir, o envolvimento contínuo com questões éticas será essencial para garantir que os farmacêuticos mantenham o seu compromisso tanto com os doentes como com a profissão.

## Referências

1. Kruijtbosch. M, Gottgens-Jansen W, Floor-Schreudering A, Van Leeuwen E, Bouvy ML. Dilemas morais do farmacêutico comunitário: Um estudo narrativo. Int J. Clin Pharm 2018; 40(1): 74-83

2. Robert A. Bureki LDV. Responsabilidade ética na prática da farmácia. Madison, Wisconsin: Instituto Americano de História da Farmácia; 2002

3. Associação Americana de Farmacêuticos. Código de Ética para Farmacêuticos, adotado pelos membros da American Pharmacist. Association, 1994 [Disponível em http://www.pharmacist .com/ code - Ethics]

4.Chaar BB, Brien J, Krass I. Ética profissional na prática da farmácia: desenvolvimento de uma medida psicométrica do raciocínio moral. Pharm World Sci 2009; 31(4): 439-449. doi: 10.1007/s 11096- 009 9292-1

5.Cooper R. Ethical problems and their resolution amongst UK Community Pharmacist: A Quantitative Study. Universidade de Nottingham, Londres; 2007

6. Cooper R.J, Bissell P.Wingfield J. Dilemmas na distribuição, problemas na prática. Ethical issues and law in UK Community Pharmacy. Clin ethics. 2007; 2(2); 103- 108. doi: 10.1258/2k 147775007781029564

7. Smith, J (2020. Fundação da Ética Farmacêutica. Oxford University Press.

8. Jones, A, e Lee, R. (2019). Desafios na ética farmacêutica. Uma visão geral Farmácia Clínica. Review, 23(4) 102-115

9. Brown, L.(2018). Tomada de decisões éticas na prática farmacêutica Pharmaceutical ethics Journal, 12(3), 45-58

10.Green , T. (2021). Mantendo a integridade: The role of Ethics in Pharmacy Journal of Pharmacy Practice 17(2), 67- 80

11. White, R, e Black, P (2022), The Impact of Ethical Failures in Pharmacy Health Care Ethics Quarterly, 19(1), 88-100

12. Taylor, K. (2023). Practical guidelines for Ethical Pharmacy Practice. Wiley- Blackwell

13. U.S Department of Health and Human Services (2020) Health Insurance portability and accountability Act of 1996 (HIPAA). [HHS.gov] ( https://www.hhs.gov/hipaa/index.html

14. American Medical Association (2021) AMA Code of Medical Ethics Retrieved from [AMA] (https://www.ama-assn.org/delievering-care/ethics/ama-code-medical-ethics -care/ethics/ama-code-medical-ethics)

15. Robert M. Veatch. Pharmacy Ethics University in California Press (2019) ISBN- 978-0520297622.

16. Robert M. Veatch. Pharmacy Ethics:- A Foundation for Professional Practice. Universidade da Califórnia Press (2019). ISBN- 978-052097622.

17. Richard. A. Dutton. Pharmacy law and Ethics- Routledge (2020) ISBN- 978-0367339497.

18. Código de Ética para Farmacêuticos da Associação Americana de Farmacêuticos (AphA) [Código de Ética da AphA] [https://Pharmacist.com/code ethics]

19. Laurence L. Brunton, Randa Hilal- dandan, Bjorn-C. Knollman. A Base Farmacológica da Terapêutica. (2021). ISBN-978- 1264268573.

20. Bertram . G katzung, Basic and Clinical Pharmacology, McGraw- Hill education (2022), ISBN- 978- 1260461894.

21. Ética da saúde global: - Os desafios morais da política de saúde global por Michael Boylan, Cambridge University Press (2012), ISBN- 978 0521196790.

22. Richard R. Abood, Pharmacy Practice and the Law, Jones and Bartlett Learning (2021) ISBN- 978 1284237365.

23.John. J. G. Smith por Routledge, Access to Medicines - A Global Health Perspective (2020), ISBN- 978 0367334728.

24. Robert M. Veatch pela Universidade da Califórnia Press, Pharmacy Ethics - A foundation for professional Practice (2019), ISBN- 978 0520297622.

25. Richard R. Abood por Jones and Bartlett Learning, Pharmacy Practice and the Law (2021) ISBN- 978 1284237365.

26. Laurence L. Brunton, Randa Hilal.Dandan e Bjorn. C. Knollman by McGraw Hill Education, Goodman and Gilman's:- The Pharmacological Basis of Therapeutics (2021) ISBN- 978 1264268573.

27. Michael J. L. Dunn, Springer Publications, Ethics in Pharmacy Practice (2018), ISBN- 978 3319601552.

28. HHS.gov(2023) Privacidade das informações de saúde Departamento de Saúde e Serviços Humanos dos EUA (https://www.hhs.gov/HIPAA/for%20professional/index.html)

29. McGowan R. e Swenor, J(2018). Ética da privacidade e segurança dos dados na prática da farmácia. Pharmacy times ( https://www.pharmacytimes.com/view/ethics- of data - privacy and security in pharmacy practice)

30.Kumar.S. Bennett .J (2021) Pharmacy Practice and data privacy.Ensuring Compliance with HIPPA Journal of Pharmacy Practice 34(2). 240- 248 ( https://Journals.sagepub.com/home/jpp )

31.Gennaro. A. R (Ed) (2000). Remington:The Science and practice of pharmacy. Philadelphia: Lippincott Williams and Wilkins

32. Instituto para Práticas Seguras de Medicação (ISMP). (2020). Safe Medication Practices (ISMP.org) ( https.//www.ismp.org).

33.Cote. I e Cote B. (2017) Pharmacy Law and Practice: A Guide of Pharmacist. Nova Iorque Springer.

34. Miller. R. e Roush B (2020). Pharmacy Compliance: Managing Risks and meeting standards. Chicago:- American Pharmacist Association (Associação Americana de Farmacêuticos).

35.Caulfield. T e McGuire A. L( 2012). The next Generation of Genetics:- A Primer on Pharmacogenomics Canadian Medical Association Journal. 184(15), 1695- 1701.

36. McGuire A.L e Burke. W (2008). Genetics Education and the role of genetics counselors (Educação genética e o papel dos conselheiros genéticos). Journal of Genetic Councelling 17- 1-6.

37. Hudson .K.L . Holohan M.K e Collins .F.S (2008) Towards a new era of genomics based Health care - A roadmap. The new england Journal of Medicine, 358, 2509- 2511.

38. Baker D.L Davis .K.L e Mills M. ( 2017), Pharmacogenomics. A promessa da medicina personalizada 7(1), 16.

39. Mc.Guire A.L, e Gibbs, R.A (2006) Genomics research and the challenge of protecting Genetic privacy Health Affairs, 25(2), 502- 510.

40. Organização Mundial da Saúde (2016). "Estratégia global do sector da saúde para o VIH 2016-2021".

41. Comité Permanente Inter-agências (2017). "Diretrizes do IASC sobre a utilização da abordagem de agrupamento.

42. Nações Unidas (2015). " Transformar o nosso mundo: A agenda 2030 para o desenvolvimento sustentável.

43. Organização Mundial da Saúde (2019). Quadro de gestão do risco de catástrofes e emergências sanitárias.

44. Fundo Mundial (2020)." Parceria para a Agenda Mundial da Saúde".

45. Beauchamp, T.L e Childress, J.F (2019). Princípio da ética biomédica.

46. Nações Unidas (2015). "Objectivos de Desenvolvimento Sustentável".

47. Watts, N, et.al (2015). "Saúde e alterações climáticas: Policy responses to protect public Health" [Respostas políticas para proteger a saúde pública]. The Lancet, 386(10006), 1861-1941.

48. McLeod, K., e Smith, M. ( 2019). "Questões éticas no uso de registros eletrônicos de saúde". Health informatics Journal, 25(3), 673 - 679.

49. Appari. A., e Johnson , M.E (2010). " Information Security and privacy in Health Care : current state of research". International Journals of Information Management, 30(1), 1-14.

50.Kuo, K. M., et al. ( 2016). " O papel da Informática em Saúde na melhoria da Segurança da Medicação. " Journal of Patient Safety, 12( 3), 149- 156.

51. Wallerstein, N., e Duran, B (2010). "Contribuições da investigação participativa de base comunitária para a investigação de intervenção: The intersection of science and practice to improve Health Equality. "American Journal of Public Health, 100( S1), S40- S46.

52. American Pharmacist Association, ( 2018), " Pharmacist Role in Informatics.

53. Topol, E, J (2019). Medicina profunda: Como a inteligência artificial pode tornar os cuidados de saúde novamente humanos.

54. Alhairy, M.A., et al. (2020). "Telepharmacy A systematic review of the Literature" [Telefarmácia: uma revisão sistemática da literatura]. Pharmacy, 8(2), 73.

55. Kass.N. E (2001). An Ethics framework for Public Health American Journal of Public Health 91( 11), 1776- 1782.

56. Fink. S (2014). O Vírus do Pânico: A True Story of Medicine, science and fear:- Nova Iorque - Harper Collins.

57. Associação Americana de Saúde Pública (APHA), Public Health Ethics [ APHA.org] ( https://www.apha.org /).

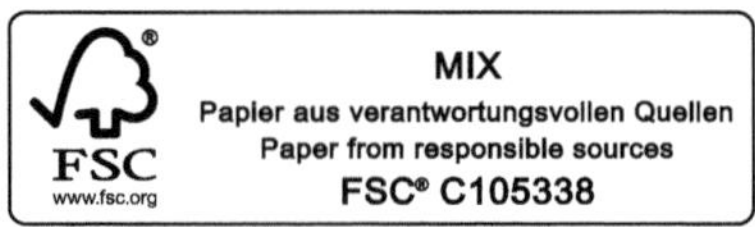


Printed by Books on Demand GmbH, Norderstedt / Germany